CONTRIBUTION A L'ÉTUDE

DE LA

DYSMÉNORRHÉE MEMBRANEUSE

PAR

Paul-David COQUARD

EX-INTERNE DES HOPITAUX DE LILLE

LAURÉAT DE LA FACULTÉ DE LILLE (CONCOURS DE 1880-81, 1881-82, 1882-83 ET 1883-84)

AIDE D'ANATOMIE PATHOLOGIQUE A LADITE FACULTÉ.

LILLE
IMPRIMERIE LEFEBVRE-DUCROCQ
Rue de Tournai, 88

1887

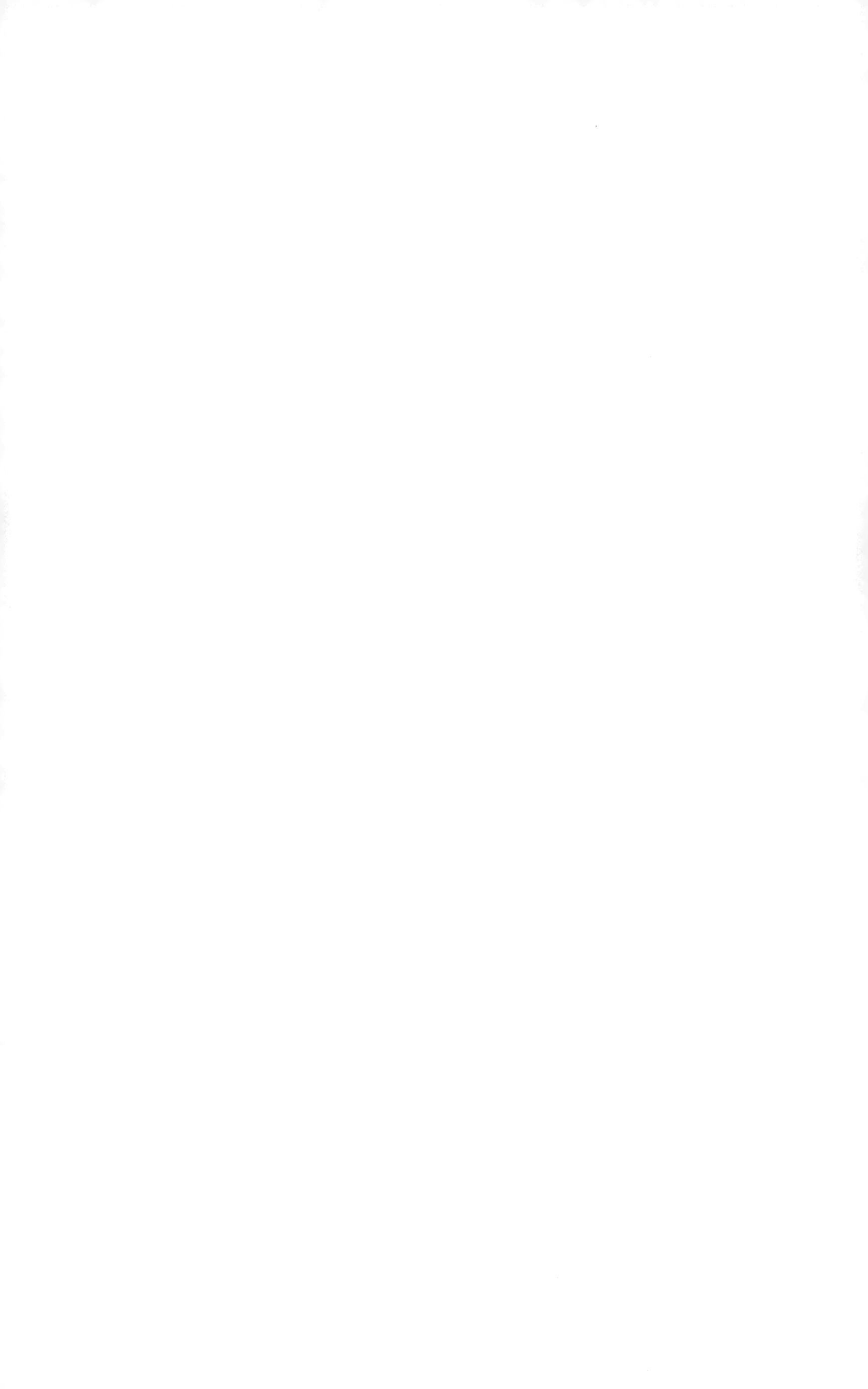

CONTRIBUTION A L'ÉTUDE

DE LA

DYSMÉNORRHÉE MEMBRANEUSE

CONTRIBUTION A L'ÉTUDE

DE LA

DYSMÉNORRHÉE MEMBRANEUSE

PAR

Paul-David COQUARD

EX-INTERNE DES HOPITAUX DE LILLE

LAURÉAT DE LA FACULTÉ DE LILLE (CONCOURS DE 1880-81, 1881-82, 1882-83 ET 1883-84)

AIDE D'ANATOMIE PATHOLOGIQUE A LADITE FACULTÉ.

LILLE
IMPRIMERIE LEFEBVRE-DUCROCQ
Rue de Tournai, 88

1887

A la mémoire de mon Père et de ma Mère.

Meis et Amicis.

A mon Président de Thèse

Monsieur le Professeur Herrmann.

A Monsieur le Professeur Hallez.

A mon Ami le Docteur Curtis.

INTRODUCTION

Notre attention ayant été attirée par M. le professeur Hallez sur quelques cas de dysménorrhée membraneuse, nous avons cru pouvoir faire de l'étude de cette affection le sujet de notre thèse inaugurale. Bien que les observations que nous publions dans ce mémoire ne mettent en lumière aucun fait nouveau d'une importance capitale, nous aurons l'occasion d'y relever un certain nombre de particularités intéressantes.

Après un court aperçu historique, nous essayerons de décrire la maladie tant au point de vue clinique qu'au point de vue anatomique, en insistant spécialement sur les théories émises pour en expliquer la cause.

Dans notre chapitre concernant la pathogénie, nous analyserons successivement les différentes opinions des auteurs à cet égard, et nous attirerons principalement l'attention sur la voie vers laquelle se portent les théories pathogéniques actuelles (Courty, Bernutz, Williams, etc.), qui semblent indiquer à la dysménorrhée membraneuse, comme cause, un trouble du processus physiologique de la menstruation.

Avant d'entrer dans notre sujet, qu'il nous soit permis de témoigner à notre très cher Maître, M. le professeur Herrmann, toute notre gratitude pour les conseils éclairés qu'il nous a prodigués, et sans lesquels nous n'eussions jamais mené à bonne fin notre travail inaugural ; nous remercions aussi vivement M. Herrmann de la sympathie qu'il nous a montrée durant le cours de nos études, et de l'honneur qu'il nous fait en acceptant la présidence de notre thèse.

Que M. le professeur Hallez nous permette de lui exprimer d'une manière toute particulière les sentiments de reconnaissance que nous lui devons pour l'obligeance avec laquelle il a mis à notre disposition les observations relatées dans notre travail, pour les bonnes leçons qu'il nous a données pendant notre internat, et toutes les marques d'intérêt qu'il nous a témoignées depuis de longues années

Enfin, nous sommes heureux d'adresser à M. le professeur Tourneux tous nos remercîments pour la bienveillance avec laquelle il nous a communiqué d'intéressantes préparations histologiques concernant la caduque.

HISTORIQUE

Le tableau, tant clinique qu'anatomique, de la dysménorrhée membraneuse n'a pas été créé de toutes pièces, et longtemps avant que la maladie ne fût nettement définie, il en existait déjà une esquisse dans la science.

Au milieu du siècle dernier, en effet, Morgagni, sans se prononcer sur la nature de l'affection, nous donne, dans sa 48e lettre, une description si nette des symptômes qu'on ne peut hésiter à reconnaître dans son observation un cas de dysménorrhée membraneuse.

Après lui, Denman l'assimilait à la décidue; Collomb, quelques années plus tard, relatait trois cas d'affections utérines dont l'un pourrait, à la rigueur, être de la dysménorrhée membraneuse; signalons encore, vers cette époque, une observation de Boivin et Dugès qui a trait à une « tumeur polypiforme paraissant due à la dysménorrhée ».

Il faut arriver en 1846 pour avoir une bonne étude de la dysménorrhée membraneuse, et c'est à Oldham que revient l'honneur d'avoir le premier interprété la nature de la maladie. Quelques mois plus tard, Simpson ayant eu sous les yeux plusieurs cas analogues, en tirait des conclusions plus explicites que celles d'Oldham, surtout au point de vue pathogénique; pour lui, la cause de l'affection était due à une *hyperactivité fonctionnelle de la muqueuse*, et il désignait la maladie sous le nom d'*exfoliation pathologique de la muqueuse*. La même année, Aswhell, Churchill, ayant constaté dans un cas la nature fibrineuse des débris rejetés avec le sang menstruel, voulurent ériger ce fait en théorie générale, nièrent l'exfoliation de la muqueuse et firent du produit membraneux un détritus mucofibrineux, résultant d'un état inflammatoire de l'utérus. Tyler Smith, Mandl, Klob, soutenant la même opinion, virent leur théorie battue en brèche par les recherches de Coste, Laboulbène, Follin, Lebert, qui montrèrent dans le produit expulsé les éléments de la muqueuse utérine.

Ces différents faits sont recueillis dans la thèse de Semelaigne (1851), thèse qui est surtout un aperçu critique et une analyse des différentes opinions des auteurs.

A cette époque paraissent différentes observations, celles de Charpignon, Tyler Smith, Aran, qui semblent donner pour cause de l'affection l'abus des rapports sexuels. Tinel (1858) parle dans sa thèse de la dysménorrhée, mais d'une façon tout à fait accessoire.

Tilt en Angleterre, Hegar en Allemagne, Bourgavel, Davaine, Delore en France, présentent différents cas de dysménorrhée membraneuse, que Farre différencie, dans un rapport, de la vaginite épithéliale.

Les observations dès lors se multiplient, et c'est ainsi que Troque, dans son excellente thèse de 1869, peut en recueillir jusqu'à vingt-sept, parmi lesquelles il en compte néanmoins treize comme douteuses. Dans son travail, il est éclectique, et, le premier, il admet la possibilité de deux sortes de dysménorrhée, l'une membraneuse, l'autre pseudo-membraneuse.

Dès cette époque et d'une manière générale, les opinions émises sur la cause de la maladie varient suivant le point de vue auquel se sont placés les auteurs qui ont abordé la question de la pathogénie. Nous pouvons grouper ces opinions sous quelques chefs principaux.

Tout d'abord, on songea à établir la comparaison avec ce qui a lieu dans l'avortement, d'où la théorie de l'*ovulation ou de l'imprégnation imparfaite*; c'est ainsi que Raciborski, ayant eu à sa disposition plusieurs abortus, se crut autorisé à ne voir dans toutes les membranes rejetées qu'un produit d'avortement. Cette théorie, soutenue par Haussmann, Cory, qui apporte plusieurs observations à l'appui de son dire, est réfutée par Puech, Gautier de Genève, etc. D'ailleurs, elle est en contradiction flagrante avec des faits tels que ceux de Courty, Siredey et autres, qui ont observé de la dysménorrhée membraneuse chez des vierges.

D'un autre côté, certains observateurs, frappés surtout par les lésions inflammatoires qui accompagnent presque toujours la dysménorrhée, ont attribué cette affection à une phlegmasie chronique ou aiguë des parois utérines. C'est la théorie de *l'endométrite* développée par Huchard et Labadie, ainsi que par Taulier, qui, dans sa thèse inaugurale, après un aperçu critique des diverses opinions, conclut à l'origine endométritique de la dysménorrhée membraneuse.

L'obstruction du col par atrésie ou quelque autre lésion ne

pouvait manquer d'être invoquée comme cause de la dysménorrhée; elle semble, en effet, donner à première vue une explication assez facile tout au moins des phénomènes douloureux. Cette sorte de pathogénie mécanique, soutenue par Sims, Simpson, Makintosh, Goodell, etc., est loin pourtant, comme nous le verrons dans le cours de ce travail, de donner une interprétation suffisante de l'ensemble des faits.

Citons encore les travaux de Williams, qui assigne comme origine à la dysménorrhée membraneuse un *excès de tissu fibreux dans l'utérus par arrêt de développement ou défaut de subinvolution après l'accouchement.*

Enfin Gautier de Genève, au Congrès de 1877, tenta de mettre la production des membranes utérines sous la dépendance d'un état général analogue à celui qui préside à l'épaississement de la peau dans l'ichthyose.

En résumé, comme nous le verrons dans notre chapitre concernant la pathogénie, toutes les théories ne sont que l'expression partielle de la vérité; chacune d'elles se place, pour apprécier les faits, à tel ou tel point de vue particulier, et, de ce chef, ne saurait prétendre à une signification générale; c'est ce qui a porté les auteurs récents à chercher plus loin les causes de la dysménorrhée membraneuse, et c'est de l'étude de la menstruation normale qu'ils ont cherché à déduire une conception exacte de la nature de la maladie.

Bernutz, Beigel, West, Courty, Hegar, Maier, etc., se sont attachés à démontrer que la maladie n'était due qu'à des troubles généraux nerveux ou circulatoires qui entraînaient une *perversion de la mue cataméniale.*

C'est cette opinion que nous chercherons à défendre en traitant plus spécialement la pathogénie; nous nous fonderons sur le processus normal de la menstruation, et nous chercherons à déduire de l'étude des faits physiologiques une interprétation rationnelle des phénomènes morbides.

OBSERVATION I

Madame X .. âgée de 38 ans, mariée depuis vingt ans, n'a jamais eu d'enfants ni présenté aucun commencement de grossesse. Ses règles sont survenues pour la première fois quatre ans avant son mariage et ont été dès lors accompagnées de troubles dysménorrhéiques. On ne peut affirmer l'existence des membranes dans le sang menstruel à cette époque, leur présence n'y ayant été recherchée qu'il y a douze ans.

C'est à ce moment que M. le professeur Hallez pratiqua l'examen de la malade et constata les particularités suivantes :

Utérus petit, très dur; le col est hypertrophié et allongé de telle sorte qu'il descend dans la cavité vaginale et se présente sous le doigt dès le commencement du toucher. L'orifice cervical est ponctiforme, et la sténose du canal a résisté à tous les procédés de dilatation, en raison même de l'induration scléreuse des tissus. Lymphadénite périutérine persistante, prédominante à gauche.

Pendant la période intercalaire (intermenstruelle), cette dame, quoique menant une existence très active, n'éprouve aucun phénomène douloureux, aucun trouble de nevrosisme ou d'hystérie.

Crise menstruelle à chaque époque. Les règles surviennent avec une régularité exceptionnelle. La malade peut d'avance fixer l'heure où débutera la menstruation; celle-ci est précédée, exactement à 24 heures d'intervalle, par des douleurs intenses qui apparaissent subitement; instantanément la malade passe du calme absolu à la souffrance la plus vive. Durant 48 heures, elle a des vomissements incoercibles nécessitant des injections de morphine; elle éprouve des élancements douloureux, dans le bas-ventre, s'irradiant suivant le trajet des nerfs lombo-abdominaux Un soulagement se produit quand apparaissent les membranes, qui devancent les premières gouttes de sang et dont l'expulsion se continue pendant toute la durée de la période. Le flux est de médiocre abondance et sa disparition amène la cessation des douleurs.

Les phénomènes de catarrhe utérin sont peu prononcés; on remarque seulement un léger écoulement séro-purulent pendant les trois ou quatre jours qui suivent la disparition des règles.

L'état actuel se maintient sans modification appréciable depuis le début des accidents. Malgré toutes les médications employées (Salins, Néris, Plombières — dilatations répétées, cautérisations, émissions sanguines, etc.) — la situation reste la même.

OBSERVATION II

Madame Y... âgée de 35 ans ; son affection remonte à quinze ans, à l'époque même de son mariage. Jusque-là, elle avait été régulièrement menstruée et indemne de tout accident hystériforme ou névrosique. Dès les premiers rapports conjugaux, apparurent simultanément deux ordres de phénomènes morbides, à savoir : une perturbation des fonctions utérines accompagnée de troubles d'ordre neurasthénique.

Les phénomènes nerveux ont toujours paru secondaires aux lésions utérines; ces dernières présentèrent dès le début les caractères de la dysménorrhée douloureuse ; on ne peut affirmer qu'il y eût à cette époque de l'exfoliation de la muqueuse utérine ; la malade n'ayant pas eu conscience de l'expulsion de membranes. Les douleurs vives et la stérilité résultant de son état pathologique, l'amenèrent à consulter à Paris et à Bruxelles, et ce n'est que trois ans environ après le début de son affection que M. Hallez la vit pour la première fois.

Voici ce qu'il put constater en pratiquant l'examen de l'appareil génital :

Atrésie du col persistante malgré des tentatives antérieures de dilatation. L'orifice du museau de tanche est ponctiforme. Il y a de la lymphadénite périutérine développée surtout en avant de l'utérus, et produisant une légère rétroversion de cet organe ; cette lymphadénite est caractérisée par un empâtement rénitent et par moments presque phlegmoneux du tissu cellulaire péri-utérin ; de plus, les ganglions indurés et saillants sont douloureux au moindre contact. L'utérus est volumineux et manifestement congestionné.

Les vives souffrances éprouvées lors de l'écoulement des règles, ayant attiré particulièrement l'attention sur le flux cataménial, on découvrit la présence de membranes tantôt déchiquetées, tantôt entières et affectant alors la forme de moules complets ou incomplets de la cavité utérine Le flux sanguin ne commençait qu'après l'expulsion des premières membranes et quelquefois prenait les allures d'une véritable ménorrhagie ; il était précédé de douleurs intenses avec tension du bas-ventre et de véritables contractions utérines perceptibles à la palpation. La crise douloureuse se prolongeait pendant douze à vingt-quatre heures, l'exfoliation de la muqueuse durait pendant tout le temps du flux menstruel et quelquefois même l'expulsion de moules entiers était suivie de celle de lambeaux déchiquetés d'étendue variable.

Pendant la période menstruelle on observait une névralgie intense avec ses points intrapelviens parfaitement accusés; le siège maximum des douleurs était au niveau des ganglions. Les élancements s'irradiaient dans le pli inguinal, les régions iliaque et dorsolombaire. Il y avait de l'irritation spinale, des névralgies intercostales fréquentes. Vomissements incoercibles, adynamie, prostration, insomnie, impossibilité même de parler, en un mot tout le cortège des névralgies secondaires aux troubles utérins.

Pendant les périodes intercalaires, les mêmes phénomènes nerveux persistent, mais à un degré moindre. La malade passe sa vie sur une chaise longue, en proie à des douleurs erratiques, à des poussées zonaires (zona thoracique, périorbitaire), à des troubles hystériques (hyperesthésie, dysphagie, sensation de boule, etc.). Durant tout l'intervalle intermenstruel, une leucorrhée persistante est de règle; et une fois même cette leucorrhée affecta un caractère d'intensité si prononcé qu'elle causa une vaginite qui nécessita un traitement de plusieurs mois.

L'existence devenant intolérable par suite de l'état local et général, la malade ne recula devant aucun moyen dont elle pût espérer quelque soulagement. Sur les conseils du docteur Gallard, appelé en consultation, elle fit des stations à Kreuznach, Plombières, Néris, sans aucun résultat. Elle subit la dilatation du col, des cautérisations intra-utérines au nitrate d'argent, des applications répétées de sangsues sur le col, des topiques calmants et résolutifs dans le vagin, un traitement arsenical, bromo-ioduré, etc. Les névralgies furent combattues sans grand résultat au moyen de vésicatoires qui furent à plusieurs reprises appliqués aux points douloureux. L'hydrothérapie sous la direction de médecins compétents, les pointes de feu, les pulvérisations d'éther le long de la colonne vertébrale donnèrent également un résultat négatif.

Il est à remarquer que pendant ce long intervalle de temps, cette dame habitait une localité voisine où toutes les conditions d'hygiène se trouvent réunies. Il y a sept ans, il y eut pour la première fois un arrêt des règles et des signes de grossesse Le produit fut expulsé au bout de six semaines : œuf entier enveloppé dans une caduque d'aspect et de structure normales. Après cet avortement, les phénomènes morbides reprirent leur cours Une deuxième grossesse se produisit en 1884, grossesse qu'on amena heureusement à terme, grâce à des soins incessants, à un repos prolongé et malgré la persistance des phénomènes nerveux. L'accouchement fut facile, les suites heureuses; à part l'apparition de quelques troubles visuels et de quelques symptômes de manie puerpérale (visions, hallucinations) pouvant être rattachés à l'état hystérique de la malade. Cette dernière ne put nourrir. Les règles reparurent dès la septième semaine; le col était alors largement ouvert, les anciennes lymphadénites des culs de sac persistaient et dès la première menstruation les membranes reparurent. L'amendement local et général qu'on avait pu espérer du fait de la grossesse menée à terme ne se produisit pas. Les douleurs reparurent comme autrefois et l'état resta le même.

En août 1886, nouvelle grossesse. Cette fois une liberté plus grande fut laissée à la malade, liberté qui d'ailleurs se bornait, vu son état de faiblesse, à quelques allées et venues dans l'intérieur de la maison et aux soins du ménage. Les troubles nerveux sont toujours identiques : douleurs, faiblesses, insomnies, longues heures de prostration.

L'accouchement est attendu en mai.

EXAMEN ANATOMIQUE DES MEMBRANES

Grâce à l'obligeance de Monsieur le professeur Hallez, nous avons eu à notre disposition des membranes dysménorrhéiques se rapportant à cinquante-deux époques menstruelles différentes, et ayant été expulsées par le sujet de notre première observation.

L'examen de toutes ces membranes, à part quelques divergences insignifiantes, nous ont donné des résultats complètement identiques, de sorte que nous pouvons englober tous ces produits dysménorrhéiques dans une description commune.

Quand la membrane est expulsée en totalité, elle affecte la forme d'un ballon ou mieux d'un sac triangulaire représentant exactement, comme dimensions et comme volume, le moule de la cavité utérine. Les trois angles du triangle sont plus ou moins largement ouverts ; l'orifice situé à l'angle inférieur est le plus considérable ; il correspond au canal cervical, tandis que les deux autres répondent aux embouchures des trompes.

Ces orifices présentent des bords minces, lacérés, déchiquetés ; ils conduisent dans une cavité commune qui n'est autre que la cavité utérine, renfermant souvent un liquide sanguinolent.

La face interne de cette poche offre un aspect lisse et laisse voir, à la loupe, une quantité innombrable de petits pertuis : les orifices des glandes de l'utérus.

La surface extérieure du sac est au contraire inégale, tomenteuse, couverte de caillots plus ou moins volumineux, qui lui donnent une coloration rougeâtre.

Débarrassée du sang par l'immersion prolongée dans l'eau, elle prend une teinte blanchâtre et se montre comme hérissée de petites houppes formées, comme nous le verrons plus loin, par le tissu du chorion de la muqueuse dilacéré au niveau du plan où s'est effectué le décollement de cette membrane.

Notons, en passant, qu'on peut observer quelquefois une disposition inverse, ce qui tient tout simplement à ce que la muqueuse, déjà détachée dans sa partie supérieure et adhérente encore aux environs du col, se retourne sur elle-même en doigt de gant, sous l'influence des contractions utérines.

Mais la muqueuse n'est pas toujours expulsée en totalité ; le plus souvent elle s'en va par lambeaux beaucoup plus petits, variant d'ailleurs à l'infini comme nombre et comme dimensions ; en les adaptant les uns aux autres, on peut, dans bien des cas, reconstituer le moule de la cavité utérine.

Ces lambeaux présentent un aspect toujours identique : roulés sur eux-mêmes, ils sont rouges et doivent cette coloration aux caillots qui les entourent et avec lesquels on peut les confondre au premier abord; après le lavage, ils apparaissent sous la forme de lames minces, à bords déchiquetés, et dont l'une des faces, celle qui répond à l'épithélium utérin, est lisse, tandis que l'autre, correspondant à la déchirure du chorion, est tomenteuse et couverte de saillies irrégulières.

Les débris membraneux que nous avons examinés présentaient une épaisseur maxima de trois quarts de millimètre ; dans d'autres cas ils étaient tellement minces qu'ils avaient une transparence complète. Examinés, après durcissement dans la gomme et l'alcool et coloration par le picrocarmin, ils nous ont présenté tous une structure identique :

L'épithélium (fig. 1-2 *e*) est en partie conservé, en partie desquammé; il affecte une forme cylindrique basse, presque cubique, et n'est constitué que par une seule rangée de cellules dont la hauteur est de 10 à 12 μ. Leur largeur, mesurée par le diamètre des noyaux, est de 8 μ en moyenne ; dans les plus gros éléments, elle peut atteindre 15 μ, tandis que pour les plus petits elle descend jusqu'à 6 et même 5 μ. Cet épithélium se continue dans les glandes (Fig. 1, *gl*) qui paraissent irrégulièrement dilatées, les orifices étant généralement assez étroits. En certains points, les gaînes épithéliales en doigts de gant qui revêtent ces glandes, se prolongent jusqu'à la surface d'arrachement où on les retrouve sous forme de petits lambeaux ou de manchons cylindriques plus ou moins saillants. Dans les parties profondes, les épithéliums glandulaires sont plus épais, prismatiques, et atteignent une hauteur de 18 μ.

Tous ces épithéliums ont un protoplasme granuleux, un noyau grenu, sphérique ou ovale, à grand diamètre vertical, présentant quelquefois un nucléole distinct ; nous n'avons jamais trouvé trace de plateau ni de cils.

Quant aux conduits glandulaires, ils paraissent vides ; on n'y trouve aucune trace optique d'une sécrétion quelconque ; à peine y peut-on apercevoir quelques rares cellules desquammées et des globules du sang.

Le chorion de la muqueuse (Fig. 1 *ch*) est pareil à celui de la muqueuse utérine en dehors de l'état de gestation. Il est formé par des cellules serrées, les unes petites, arrondies, ayant le volume et l'aspect de leucocytes, les autres plus volumineuses pouvant atteindre jusqu'à 30 μ, indépendamment des prolongements qu'elles émettent. Ces éléments sont polygonaux par pression réciproque, ou enchevêtrés, mélangés d'éléments plus petits, et plongés dans une substance fondamentale assez rare à ce niveau. Ils sont entremêlés de quelques éléments de tissu conjonctif ordinaire avec prolongements fibrillaires plus ou moins nets. Beaucoup d'éléments cellulaires présentent des traces manifestes de division nucléaire.

On remarque, outre les capillaires gorgés de sang, de nombreux foyers hémorrhagiques en dehors des vaisseaux.

Notons, avec Gautier de Genève, que quelquefois « aux portions plus ou moins considérables de la muqueuse utérine, s'ajoutent, sous forme d'appendices, des fragments de la muqueuse vaginale ou de celle de la portion vaginale du col. » (Obs. de vaginite épithéliale de Farre, Tyler Smith, Graily Hewitt, Cohnstein).

Les membranes de notre seconde malade (au nombre de 5), avaient exactement la même constitution anatomique, de sorte qu'il n'y a pas lieu de les décrire séparément.

D'après cette description, on voit que les membranes de dysménorrhée vraie ne sont pas sans offrir quelque analogie avec la caduque de la grossesse. Dans les deux cas on a sous les yeux la muqueuse utérine exfoliée et imbibée de sang, lisse et criblée d'orifices glandulaires sur une de ses faces, irrégulièrement déchirée sur l'autre ; et l'on comprend que les deux ordres de produits aient pu être confondus par les observateurs qui se contentaient de la simple inspection à l'œil nu, malgré l'épaisseur généralement beaucoup plus considérable de la caduque. Par contre, l'examen histologique ne permet guère d'hésitation à cet égard. Il est vrai que les épithéliums tant superficiels que glandulaires présentent à peu près les mêmes modifications ; les vaisseaux sont également gorgés de sang. Mais les membranes desquammées dans la dysménorrhée sont parsemées de foyers hémorrhagiques interstitiels qu'on ne trouve pas dans la caduque, et d'autre part cette dernière montre, principalement dans sa couche superficielle, un abondant réseau capillaire de nouvelle formation, qui fait défaut dans la muqueuse prise en dehors de la gravidité, soit à l'état de repos, soit à ~~l'état de~~ la muqueuse cataméniale.

Les caractères différentiels les plus tranchés sont fournis, comme l'a fort bien indiqué Wyder, par les éléments propres du chorion. Suivant cet auteur, la trame de membranes de dysménorrhée présente la constitution de la muqueuse utérine au repos : cellules petites et serrées, à forme arrondie, dans les couches superficielles, avec peu de substance fondamentale ; éléments fusiformes et étoilés interposés à des faisceaux lamineux de plus en plus abondants à mesure qu'on se rapproche des couches profondes avoisinant la musculeuse. Lorsqu'il y a des modifications structurales, elles tiennent à l'inflammation concomitante et se réduisent à une infiltration de cellules jeunes généralement groupées en îlots au voisinage des vaisseaux ou formant une sorte de manchon autour de ces derniers.

Comme on le voit, il n'y a là rien qui rappelle les grandes cellules polymorphes de la caduque, d'un aspect si caractéristique et dont les prolongements ramifiés s'étendent au loin dans une matière amorphe extrêmement abondante dont l'hypergenèse explique l'épaississement rapide de la muqueuse dès les premiers temps de la gestation.

D'après nos propres observations, ces différences ne sont pas toujours aussi accentuées que l'indique la description de Wyder. Dans bien des cas on trouve dans les membranes une hypertrophie notable des éléments propres du chorion ainsi qu'une augmentation très sensible de la substance fondamentale. Cependant les modifications sont bien moins prononcées que dans la caduque de la grossesse. Nous ne croyons pouvoir mieux faire que de reproduire dans nos figures 2 et 3 l'aspect du tissu propre de la muqueuse examiné comparativement dans une caduque d'avortement du milieu du deuxième mois et dans une membrane de dysménorrhée. Pour donner une idée exacte de la structure de la caduque nous transcrirons la description faite par Messieurs Tourneux et Herrmann dans l'article *Utérus* du Dictionnaire des sciences médicales :

« Sur les membranes d'un œuf expulsé vers le milieu du deuxième mois (diamètre de l'œuf : 4 centimètres) on constate les particularités suivantes : la caduque vraie, examinée en dehors de l'insertion placentaire, a une épaisseur totale de 5 millimètres. La séparation s'est opérée dans la couche spongieuse, comme le prouve manifestement l'aspect criblé et rugueux de la face externe. Sur les coupes, on voit les glandes déchirées dans leur continuité, et le bord de la préparation est irrégulier et comme déchiqueté du côté qui répond à la surface d'arrachement. Le tissu de la caduque est essentiellement formé par une substance fondamentale homogène, transparente, englobant les cellules propres et traversée par les vaisseaux et les conduits glandulaires. Les fibres lamineuses et les corps fibro-plastiques ordinaires du tissu conjonctif n'existent qu'en très petit nombre ; en bien des points il est même impossible d'en constater la présence. Les cellules déciduales ont, pour la plupart, une forme étoilée, à longs prolongements ramifiés s'anastomosant d'une cellule à l'autre ; en général, elles sont aplaties parallèlement à la surface libre. Plus rarement, on en trouve d'arrondies ou de polygonales à angles étirés en prolongements courts, se terminant brusquement en pointe. Elles sont plus volumineuses et aussi plus espacées dans la couche superficielle où leur diamètre moyen, abstraction faite des prolongements, est de 20 à 30 μ.

« Indépendamment des cellules déciduales, on trouve, de distance en distance, de petits éléments arrondis, parfois isolés, plus souvent groupés par traînées ou par îlots, principalement au pourtour des vaisseaux et des glandes. Ils mesurent de 6 à 12 μ de diamètre, présentent fréquemment deux ou trois petits noyaux de forme variable, et se rapprochent beaucoup par leurs caractères morphologiques des leucocytes qu'on observe également en assez grand nombre à l'intérieur des vaisseaux. Ils répondent aux éléments embryoplastiques dont parle Robin, et il semble qu'on doive les considérer comme des corpuscules migrateurs. En certains points, ils paraissent être en contact immédiat avec l'épithélium des tubes glandulaires. Ce dernier n'est conservé que dans la partie profonde où il offre le type pavimenteux ou cubique ; dans la portion qui avoisine la surface, il a disparu.

» Examinée près de la sérotine, vers le point où elle va se réfléchir sur l'œuf, la caduque vraie a conservé son épithélium formé de cellules pavimenteuses (hauteur : 10 à 12 μ) presque entièrement remplies par leur noyau sphérique, volumineux. Cet épithélium se prolonge à l'intérieur des glandes où il subit diverses modifications. Tantôt il s'aplatit notablement, d'autres fois, au contraire, les cellules s'allongent et prennent la forme de cylindres peu élevés (hauteur : 20 μ) dont le sommet arrondi fait saillie dans la lumière du canal. En quelques points, la ligne qui répond à la face externe de l'épithélium se déforme, quelques-unes des cellules paraissent s'entasser sur deux ou trois rangées, de façon à pénétrer dans la trame sous-jacente de la muqueuse. Cette dernière est particulièrement riche, dans la région que nous indiquons, en grosses cellules déciduales arrondies ou polyédriques, à angles mousses, mesurant en moyenne 40 μ de diamètre, et séparées par des intervalles de matière amorphe homogène qui n'égalent pas leur propre épaisseur. Il existe également une multitude d'éléments embryoplastiques, et la face profonde du lambeau détaché est criblée de nombreuses cavités glandulaires qui, toutes, sont pourvues de leur revêtement épithélial. »

Comme on le voit les caractères distinctifs n'ont rien d'absolu, bien qu'ils soient suffisants pour assurer le diagnostic dans la plupart des cas.

La signification réelle des particularités de structure qu'on observe sur les lambeaux de muqueuse exfoliée, ne pourra être déterminée que lorsqu'on connaîtra exactement les modifications anatomiques de la muqueuse cataméniale. Ces modifications précèdent la formation de la caduque dont elles représentent peut-être le stade initial.

Une difficulté pratique très réelle que l'on rencontre dans l'examen microscopique des membranes tient à ce qu'elles sont souvent profondément altérées dès le moment de leur expulsion ; on peut être obligé de recueillir les produits de plusieurs époques menstruelles successives avant de trouver des lambeaux suffisamment bien conservés pour en obtenir des préparations démonstratives. Comme moyen de fixation, le liquide de Müller doit être préféré à l'alcool qui donne des résultats beaucoup moins favorables.

SYMPTOMES

Les symptômes de la dysménorrhée membraneuse varient suivant qu'on examine les malades au moment de la menstruation ou pendant les époques intercalaires. Nous allons conserver cette division toute naturelle et étudier successivement tous les phénomènes qui se passent dans chacune des deux périodes.

I. — Pendant la période intermenstruelle, les symptômes sont extrêmement variables de nature et d'intensité ; nuls, comme dans notre première observation, ils peuvent se multiplier et s'aggraver au point de rendre véritablement effrayant le tableau symptomatologique de cette période ; notre seconde malade nous présente un résumé de tous les accidents que l'on peut observer dans les cas graves.

Le premier point à enregistrer, c'est l'existence d'un état général mauvais. La malade est en proie à une surexcitation nerveuse souvent violente, sans cause appréciable ; quelquefois elle présente des accidents sympathiques tels que céphalalgie, névralgies intercostales ou lombo-abdominales, irritation spinale, clou hystérique, et même de véritables accès tétaniformes.

Ces phénomènes peuvent, il est vrai, être mis sur le compte du névrosisme qui existe très souvent chez ces malades. C'est ainsi que dans vingt cas de dysménorrhée membraneuse relevés par Huchard et Labadie, trois femmes étaient atteintes d'hystérie, et l'on peut aussi trouver parmi les quatorze observations rapportées par Williams, cinq cas de même nature ; la malade de notre seconde observation rentre dans cette catégorie.

L'affection dysménorrhéique retentit aussi quelquefois d'une façon réflexe sur les fonctions digestives. Celles-ci s'accomplissent péniblement, les malades ont de l'inappétence, des perversions du goût, et vers l'époque de la menstruation le ventre se météorise, il se déclare des nausées et même des vomissements, ces derniers souvent mélangés d'un peu de sang.

Dans tout cet intervalle intermenstruel, les douleurs sont parfois peu vives, elles peuvent même manquer complètement ; dans d'autres cas, au contraire, elles éclatent avec violence, remontant dans l'hypogastre, les aînes, les lombes, s'exaspérant par la marche, la station debout longtemps prolongée, les rapports sexuels ; calmées par le repos, elles font place le plus souvent à une sensation de pesanteur et de plénitude dans le bassin, et se réveillent d'ailleurs sous la moindre influence.

Scanzoni prétendait pouvoir affirmer quinze jours avant l'époque cataméniale la présence ou l'absence d'une membrane dans le sang menstruel ; le signe sur lequel il se basait, le point pongitif « le rongement à l'ombilic » est excessivement rare et ne peut servir qu'exceptionnellement au diagnostic.

II. — Au moment des règles, les douleurs deviennent plus violentes, quelques jours, plus rarement quelques heures seulement avant l'établissement du flux. Le siège de la souffrance est variable ; elle affecte les reins, l'hypogastre, l'ombilic. Dans un cas cité par Oldham, la propagation de la douleur suivait le trajet du canal inguinal. Les souffrances sont continues ou par accès, s'exagérant au point que les malades prennent pendant les exacerbations les positions les plus étranges pour tenter de calmer leurs douleurs.

L'écoulement sanguin s'établit bientôt ; pour la plupart des auteurs, il précède toujours l'apparition de la première membrane ; nos deux observations sont en contradiction avec cette opinion et montrent que (nous ne dirons pas toujours, mais au moins dans certains cas), l'expulsion du premier lambeau de la muqueuse précède l'apparition des premières gouttes de sang.

Le flux est tantôt modéré, tantôt abondant, pouvant aller jusqu'à la ménorrhagie, comme dans un cas rapporté par Tyler Smith ; par contre on a eu des cas où l'écoulement se faisait goutte à goutte (Huchard et Labadie) ; Henning, Hegar citent chacun une observation où le sang menstruel n'était expulsé qu'à l'état de caillots. Dans ce dernier cas, ces auteurs font remarquer que quelquefois ces caillots, moulés sur la cavité utérine, en imposent au premier abord pour la muqueuse exfoliée, et ce sont ces faits qui ont donné lieu, comme nous le verrons plus loin, à la théorie de l'origine fibrinogène du produit expulsé (Churchill, Aswhell). On doit de plus bien distinguer ces petits caillots durs, occasionnant des douleurs expulsives violentes, surtout s'il existe un rétrécissement du canal cervical, des grands caillots mous, formés dans le vagin par le sang menstruel qui s'est accumulé et coagulé là sous l'influence de la position horizontale de la malade.

Dès l'apparition des premières gouttes de sang les douleurs s'atténuent pour reparaître plus vives lors de l'expulsion des dernières membranes ; l'expulsion se continue du reste pendant toute la durée du flux menstruel, c'est-à-dire de deux à six jours.

La membrane est rejetée en totalité ou par fragments, ces derniers de dimensions variables pouvant ne pas dépasser un millimètre dans leur plus grand diamètre, comme le prouve un fait rapporté par Gauthier au congrès de Genève de 1877 et emprunté à Maier de Berlin.

Lors même que l'expulsion est totale et donne une membrane en ballon moulée sur les parois de l'utérus, elle n'est pas terminée pour cela et se continue encore pendant toute la durée du flux sous forme de lambeaux plus ou moins volumineux. Ce fait, que nous n'avons trouvé relaté dans aucun auteur, semble indiquer que des couches plus profondes de la muqueuse utérine se desquammeraient partiellement consécutivement à l'exfoliation en bloc des zones superficielles de cette même muqueuse.

Quand la muqueuse est expulsée en totalité, son passage au travers du canal cervical est marqué par des douleurs atroces, et les femmes qui ont déjà enfanté ne peuvent les comparer mieux qu'aux mouches de l'accouchement ; si la muqueuse s'exfolie au contraire par lambeaux plus ou moins volumineux, chaque lambeau déterminera à sa sortie de l'utérus une nouvelle crise de souffrance ; souvent même un morceau membraneux oblitère l'orifice interne du canal cervical, retenant le sang menstruel qui, s'accumulant dans la cavité utérine, peut refluer vers les trompes, les traverser et causer une hématocèle périutérine.

Beigel est fort explicite à cet égard et dit : « Dans les cas où un lambeau considérable de la muqueuse s'exfolie sans être expulsé de suite, il peut arriver qu'il oblitère l'orifice interne de la cavité cervicale, en sorte qu'il est totalement impossible au sang de s'écouler au dehors ; il s'accumule dans la cavité utérine et cela en telle quantité qu'il développe une hématométrie complète et considérable. » Ce serait dans un cas de ce genre que Tyler-Smith, après la sortie d'un de ces bouchons membraneux, aurait observé une abondante ménorrhagie.

Nous voyons donc qu'il existe deux crises douloureuses, l'une correspondant à la congestion de l'utérus et de ses annexes, ainsi qu'à l'exfoliation de la muqueuse, l'autre à l'expulsion de cette dernière.

La dernière crise douloureuse peut ne pas exister, et quelques observations dues à Maier de Berlin, Caulet, Bernutz, etc..., et ayant rapport à des malades qui, à chaque époque cataméniale, expulsaient des membranes sans dysménorrhée, tendraient à prouver au premier abord que le symptôme douleur à ce moment tiendrait à la différence de rapports existant entre le col utérin et le volume de la membrane. Nous reviendrons du reste sur ce point dans notre chapitre sur la pathogénie.

Pendant cette période d'exfoliation et d'expulsion, la miction est difficile ; il y a quelquefois de la cystite (Williams) ; les fonctions digestives sont perverties, les aliments ne peuvent ordinairement être gardés ; il y a des vomissements incoercibles, de la constipation ou plus souvent de la diarrhée.

Du côté des organes génitaux, dans certains cas, comme dans notre observation, l'utérus est volumineux, mou, sensible, congestionné comme vers le deuxième mois de la grossesse. Par le cathéterisme, la sonde pénètre difficilement et provoque de violentes douleurs surtout au niveau de l'orifice interne.

Au speculum, le col est tantôt violacé, congestionné, tantôt et presque toujours atrésié avec orifice externe petit, ponctiforme. Le canal est rouge sanglant, les lèvres du col sont tuméfiées et leurs bords présentent de nombreuses érosions. L'examen prolongé permet en outre de constater la présence soit d'un fragment membraneux, soit de la muqueuse complète exfoliée qui fait hernie dans le col, que l'on peut voir se dilater comme au début de l'accouchement.

Le vagin présente une température de 1° à 1° 1/2 au-dessus de la normale ; les culs de sac sont souvent le siège de lymphadénites très douloureuses et plus ou moins persistantes.

Conjointement à tous ces symptômes existent ceux qui caractérisent la congestion, l'inflammation de l'utérus, des ovaires, l'atrésie du col, les déviations utérines, affections qui accompagnent presque toujours la dysménorrhée membraneuse dont elles sont tantôt la cause, tantôt la conséquence.

Une fois que la muqueuse détachée est complètement expulsée, les douleurs s'atténuent ou cessent complètement comme chez le sujet de notre première observation. L'écoulement continue alors et change de caractère ; d'abord rouge, sanglant, puis rose, il devient peu à peu muco-purulent, l'utérus pouvant être, après l'exfoliation, assimilé à une vaste plaie qui suppure, laissant sourdre pendant une quinzaine de jours environ, jusqu'au début de la préparation de la muqueuse à une nouvelle mue, un pus sanieux et fétide [1].

Chaque époque menstruelle amène son même cortège de symptômes, la même crise douloureuse, la même expulsion membraneuse. Le rejet unique d'une membrane est en effet un cas excessivement rare; il n'a encore été signalé qu'une fois par Schrœder, et encore l'examen microscopique n'ayant pas été fait, on peut, comme le fait avec juste raison remarquer de Sinety, se demander si Schrœder n'a pas eu affaire à un cas d'avortement.

Les règles, ordinairement à intervalles réguliers, rarement avancées, sont quelquefois retardées; elles apparaissent toutes les cinq, six et même neuf semaines; la membrane y manque rarement, et quand, à une époque, elle fait défaut, c'est pour réapparaître à l'époque suivante et causer une crise plus forte que les précédentes.

Marche. — La dysménorrhée membraneuse est, d'après Siredey, de toutes les formes de dysménorrhée la plus difficile à guérir.

Il faut néanmoins établir son pronostic d'après la cause qui l'a produite et la guérison peut suivre celle de l'affection primitive. La dysménorrhée membraneuse la plus rebelle parait être celle qui s'est établie dès la première menstruation (comme chez notre première malade) où elle semble à l'état de diathèse; par contre, quand elle survient chez une femme qui a déjà enfanté, à la suite d'une affection quelconque, soit générale soit limitée aux organes génitaux, le pronostic perd beaucoup de sa gravité.

Elle peut donc disparaître avec l'affection qui l'a causée, et c'est du reste le cas le plus ordinaire. Dans des cas récents de dysménorrhée la grossesse paraît avoir une influence heureuse sur l'affection membraneuse; malheureusement la stérilité est la règle et comme dit Beigel « il semblerait que le travail morbide qui donne à la muqueuse utérine une consistance particulière lui permettant de résister à l'écoulement sanguin et par conséquent favorisant sa dilacération en grands lambeaux, lui ferme la possibilité de la conception » ; d'autre part, dans des cas anciens de dysménorrhée, si une grossesse a lieu, après l'accouchement et l'apparition des premières règles normales, quelquefois cinq, six ou même huit mois

1 Ici encore nos deux observations diffèrent notablement, et nous jugeons à propos de faire remarquer que si dans notre seconde observation, où la malade avait un utérus très congestionné, il y avait leucorrhée abondante et persistant pendant les époques intercalaires, chez notre première malade au contraire l'écoulement purulent durait à peine trois ou quatre jours.

plus tard, l'affection dysménorrhéique reparaît avec tout son cortège de symptômes. C'est du reste ce que nous voyons chez la malade de notre seconde observation, où les membranes réapparurent en même temps que les premières règles après l'accouchement.

Le pronostic n'implique cependant aucun danger sérieux, quoiqu'il faille toujours faire entrer en ligne de compte les crises douloureuses qui rendent si pénible l'existence des malades, la stérilité habituelle, la possibilité des ménorrhagies ou d'une hématocèle périutérine.

Du reste la ménopause met un terme à tous ces accidents.

DIAGNOSTIC

Nous avons vu que la dysménorrhée membraneuse, rarement primitive, était presque toujours causée par une lésion organique de l'appareil génital ; nous aurons donc ici à faire d'abord le diagnostic de la dysménorrhée membraneuse, ensuite celui de l'affection qui en est la cause.

Les symptômes qui caractérisent la dysménorrhée membraneuse sont dans la plupart des cas assez bien tranchés pour qu'on ne puisse confondre cette affection avec une autre ; l'expulsion périodique d'un sac ou de lambeaux membraneux, la crise douloureuse qui accompagne cette expulsion, sont des signes ordinairement suffisants pour le diagnostic immédiat.

Il n'en est pas moins vrai qu'une erreur est possible et qu'un avortement, l'expulsion douloureuse d'un caillot, peuvent à la rigueur en imposer pour de la dysménorrhée membraneuse. Aussi jugeons-nous nécessaire d'établir à ce sujet un diagnostic différentiel et de passer en revue les différents produits qu'il serait possible de confondre avec les membranes dysménorrhéiques

1° *Avec un avortement.* — Les signes tant anatomiques que physiologiques sont assez nets dans l'un et l'autre cas pour éviter toute confusion pour peu qu'on se livre à un examen un peu approfondi.

C'est ainsi que dans l'avortement le sac expulsé est ovoïde et présente un épaississement où se trouve soit l'ovule, soit la loge qu'occupait ce dernier. Dans la dysménorrhée membraneuse, le sac expulsé est triangulaire, reproduisant la forme de l'utérus, à bords déchiquetés ou tout au moins ouvert à ses trois angles. Quand le produit membraneux est rejeté en lambeaux, on peut se servir d'un procédé indiqué par de Sinety et consistant à en faire macérer pendant un quart d'heure environ un fragment dans une solution saturée d'acide picrique. Après lavage dans l'eau on porte ce fragment sous le microscope et si l'on a affaire à un morceau de muqueuse utérine exfoliée cette muqueuse sera colorée uniformément, tandis que dans un cas d'avortement les villosités choriales se dessineront sous forme d'arborisations d'un beau jaune. Mais c'est surtout l'analyse histologique, ainsi qu'on l'a vu précédemment qui donne les résultats les plus concluants.

Les perturbations physiologiques qui accompagnent l'avortement ou la dysménorrhée membraneuse peuvent aussi être d'une grande utilité pour le diagnostic. Les cas où l'expulsion de membranes dysménorrhéiques n'a lieu qu'une seule fois sont si rares qu'ils sont niés par Haussmann ; l'observation de Schrœder que nous avons signalée plus haut avait rapport à une femme qui allaitait au moment où ses règles revinrent, règles accompagnées de rejet de débris membraneux et de crise dysménorrhéique. L'avortement au contraire peut souvent ne se présenter qu'une seule fois et, même dans les cas où l'accident se répète, il ne revêt pas les allures de régularité périodique qu'on observe pour la dysménorrhée membraneuse.

Dans cette affection, le flux menstruel arrive à intervalles souvent réguliers ; dans l'avortement, au contraire, comme le fait avec juste raison remarquer Gallard, « la conception suivie de l'expulsion de l'œuf occasionne toujours un retard plus ou moins considérable dans l'apparition du flux sanguin qui entraîne les membranes. »

Dans le premier cas, le col est fermé, les douleurs devancent l'hémorrhagie, dans le second, le col est ouvert, il y a hémorrhagie avant les douleurs (Mme Lachapelle).

Il n'est pas besoin de faire remarquer l'importance de l'état d'intégrité de la membrane hymen (obs. de Courty où cet auteur alla chercher un lambeau membraneux derrière un hymen intact).

L'abstention bien constatée de tout rapport sexuel peut être d'une certaine importance dans les cas douteux lorsque l'examen anatomique des membranes ne peut être fait.

2° *Avec la vaginite épithéliale.* — La desquammation en masse des couches superficielles de la muqueuse vaginale (vaginite épithéliale de Farre et Tyler Smith), expulsées avec le sang menstruel, peut quelquefois en imposer pour une exfoliation de la muqueuse utérine.

L'erreur a du reste été commise, et Tilt, par exemple, nous cite un cas de ce genre comme une observation de dysménorrhée membraneuse. Au reste, l'expulsion de cette membrane a lieu ici sans douleurs, et l'examen microscopique fait distinguer à première vue les lambeaux d'épithélium pavimenteux stratifié de la muqueuse vaginale à type dermo-papillaire, des membranes provenant de l'utérus. Même à l'œil nu, on peut souvent reconnaître des plis reproduisant la disposition typique des colonnes charnues du vagin. Se rapprochant de cette vaginite superficielle, nous pouvons signaler le cas rapporté par Siredey, où la masse membraneuse expulsée avec le sang menstruel résultait d'une desquammation limitée aux culs-de-sac vaginaux.

3° *Avec un caillot.* — Le dernier produit que l'on pourrait à la rigueur confondre avec la muqueuse utérine exfoliée est le caillot soit purement fibrineux, soit muco-fibrineux. Si l'erreur peut se faire au point de vue macroscopique, elle devient impossible si l'on a recours à l'emploi du microscope. Et même, à la simple inspection, le caillot rose grisâtre à la surface, rouge à la partie profonde, à structure lamelleuse stratifiée, élastique, se différencie aisément de la muqueuse utérine qui est sanglante, lacérée, tomenteuse, avec des villosités sur l'une de ses faces, lisse et crébriforme de l'autre. Au microscope, l'exsudat est constitué par une trame fibrineuse englobant des leucocytes et des hématies, auxquels viennent quelquefois s'adjoindre quelques rares éléments desquammés de la muqueuse utérine, donnant dans ces derniers cas à l'ensemble un aspect d'organisation, qui est loin toutefois d'approcher de celui que présente la membrane dysménorrhéique.

A part ces quelques produits soit pathologiques soit physiologiques que nous venons d'énumérer, il n'en est pas d'autres avec lesquels on puisse confondre la muqueuse utérine exfoliée.

Le diagnostic de la dysménorrhée membraneuse est donc facile à faire ; il n'en est pas de même lorsqu'il s'agit de déterminer la cause de l'affection.

L'interrogatoire de la malade sur le début, la durée, la forme de l'expulsion membraneuse, l'intensité de la crise dysménorrhéique, est ordinairement insuffisant pour établir l'étiologie de la maladie. Car, s'il est des cas où l'état général est manifestement la cause de la dysménorrhée membraneuse (cas de Bordier, Dys. memb. d'origine dartreuse) il en est d'autres, infiniment plus nombreux, où l'affection primitive siège dans l'appareil génital.

La palpation abdominale nous permettra de reconnaître l'existence de tumeurs, polypes etc. Le spéculum nous montrera la forme, les dimensions, la situation du col, etc... ; les rétrécissements nous seront indiqués par le cathéterisme, de même que les déviations utérines par l'hystéromètre.

Nous devrons donc mettre en action tous ces éléments de diagnostic de la cause primordiale, afin d'arriver, s'il est possible, à un traitement rationnel.

PATHOGÉNIE

Nous avons vu, à la fin de notre historique, que si l'expulsion douloureuse des membranes est un fait indéniable, admis par tous les auteurs, ces derniers sont loin de s'accorder sur la nature et l'origine de ces produits.

En effet, s'il est des cas où c'est bien à la muqueuse utérine que l'on a à faire, il en est d'autres où l'on peut manifestement reconnaître dans le produit expulsé, soit la présence ou la trace d'un ovule, soit la structure d'un caillot ; et le tort exclusif des auteurs est, comme le fait remarquer Gallard « d'avoir voulu généraliser et étendre à tous les autres faits la théorie pathogénique dont l'évidence les avait frappés. »

C'est ainsi que pour Denman, Hufeland, la membrane était toujours un produit d'avortement, une décidue gravide, de même pour Raciborski qui, d'ailleurs, revint plus tard sur son idée première.

Wyder, se basant sur les différences de forme et de volume qui séparent les grands éléments irréguliers de la caduque des petites cellules rondes que présente la muqueuse de l'utérus non gravide, dit, avec juste raison, que si la membrane a la structure de la caduque, on doit conclure à un avortement, soit que l'œuf ait échappé à l'examen, soit qu'il y ait eu grossesse extra-utérine. Il ajoute que les cas cités par les auteurs où des vierges avaient rendu des membranes déciduales ne sont pas démonstratifs. « Car, dit-il, une partie de ces observations doit être considérée comme non avenue, les membranes n'ayant pas la structure de la caduque, mais étant dues à l'exagération du processus menstruel ; d'autre part, on sait qu'un vagin étroit et un hymen intact n'empêchent pas, d'une manière absolue, la fécondation. »

Citons encore dans cet ordre d'idées Cory, qui, d'après une observation publiée en 1878, observation ayant trait à une dame atteinte de dysménorrhée membraneuse et qui avait eu trois avortements, conclut avec Haussmann que le rejet membraneux est toujours dû à une imprégnation imparfaite. Les faits de plus en plus nombreux de dysménorrhée membraneuse relatés chez des vierges (Lehnert, Lange, Eggert, Dubois, Courty, Taulier, etc...) l'abstinence de tous rapports sexuels rigoureusement observée chez plusieurs femmes (Finkel, Courty, etc...) rendent insoutenable cette théorie ainsi formulée d'une manière exclusive.

Pour Churchill, Copland, Aswhell, le produit expulsé n'aurait jamais d'organisation ; ce serait un caillot fibrineux. Quoique cette forme de dysménorrhée, que Troque désigne sous le nom de pseudomembraneuse, soit réelle, elle est bien plus rare que la dysménorrhée membraneuse vraie. Admise par tous les auteurs actuellement, elle est considérée à tort par Gallard comme un stade intermédiaire entre la mue cataméniale normale et la dysménorrhée membraneuse, comme une sorte d'acheminement vers cette dernière.

Nous n'avons, ici, en vue que les cas où le produit expulsé avec le sang menstruel est bien la muqueuse utérine exfoliée et nous étudierons successivement : 1° la pathogénie des membranes ; 2° celle des symptômes concomitants.

I. — Avec la pathogénie des membranes nous abordons le point le plus obscur de l'histoire de la dysménorrhée membraneuse ; les discussions les plus vives se sont produites à ce sujet et durent encore de nos jours. Malgré les recherches les plus minutieuses et la multiplicité des travaux, cette question est loin d'être élucidée. Il nous sera donc impossible de fournir une explication complète du phénomène morbide qui caractérise essentiellement l'affection ; mais après avoir analysé les différentes théories émises à cet égard, nous essayerons de formuler l'interprétation qui nous paraîtra la plus conforme à l'ensemble des faits, et nous pourrons au moins indiquer quelle est la direction à donner aux recherches complémentaires indispensables pour arriver à une solution définitive.

Nous ne citerons que pour mémoire l'*Ovarian Influence* d'Oldham ; car si quelquefois l'expulsion membraneuse s'accompagne de troubles inflammatoires du côté de l'ovaire, il est bien des cas où l'ovarite n'existe pas. D'ailleurs, cet auteur partait d'une donnée entièrement fausse, puisqu'il croyait à une influence nerveuse, venant de l'ovaire et agissant sur les glandes utérines qui secréteraient une membrane analogue à la caduque.

Une opinion beaucoup plus répandue est celle qui assigne comme origine à la formation des membranes dysménorrhéiques, un état inflammatoire de l'utérus. C'est à cette hypothèse que se rallie Tilt dans une communication à la Société médicale de Londres en 1853. Il relate diverses autopsies, qui toutes lui ont montré un épaississement considérable de la muqueuse et une hyperémie prononcée du corps de la matrice.

Montgommery, Churchill, Copland étaient arrivés avant lui (1846-48) aux mêmes conclusions, mais ces observateurs s'appuyaient sur un cas de dysménorrhée exsudative et non membraneuse Du reste Tilt modifia par la suite ses appréciations premières, et dans une publication datant de 1861, il professe que l'état inflammatoire peut être tout aussi bien la conséquence que la cause de la dysménorrhée.

En France, c'est surtout dans les travaux de Troque, Huchard et Labadie, Taulier que se trouve développée la théorie de l'endométrite.

Nous empruntons à Bernutz l'exposé des principaux arguments qu'on peut opposer à cette explication pathogénique :

D'abord, il arrive souvent, ainsi que le fait remarquer Williams, que la dysménorrhée apparaît avant tout symptôme d'endométrite. Cet auteur a eu sous les yeux un cas où se manifestèrent successivement : 1° une expulsion membraneuse sans douleur; 2° une dysménorrhée membraneuse et enfin 3° une endométrite consécutive qui finit par s'établir à l'état chronique.

Bien plus, la dysménorrhée peut passer inaperçue et c'est souvent l'endométrite, lorsqu'elle éclate comme affection secondaire, qui attire l'attention du médecin sur la présence des membranes.

D'autre part, il n'existe aucune proportion entre la fréquence de l'endométrite sous ses diverses formes et la rareté bien connue de la dysménorrhée membraneuse. Cet argument est évidemment d'un grand poids dans la discussion et nous prouve manifestement qu'on ne saurait considérer l'inflammation antécédente comme la seule cause pathogène.

Suivant la remarque de Bernutz, l'objection tirée de la disproportion de fréquence entre les deux affections, peut aussi s'appliquer à l'étiologie proposée par Williams. D'après cet auteur, la dysménorrhée membraneuse serait due à un excès de tissu fibreux dans l'utérus. Or, l'hyperplasie pathologique de ce tissu se rencontre aussi bien dans l'endométrite que dans une foule de maladies chroniques, les néoplasmes, etc., de l'utérus. Comment expliquer dès lors la rareté de la dysménorrhée membraneuse?

D'ailleurs, la statistique donnée par Williams lui-même ne milite guère en faveur de cette manière de voir. Des 14 observations sur lesquelles il se fonde, une seulement est accompagnée d'autopsie; dans deux autres la dysménorrhée date de la première menstruation, de sorte qu'on peut à la rigueur admettre un arrêt de développement de l'utérus ; quant aux 11 autres malades, l'existence d'un excès de tissu fibreux est purement hypothétique.

L'explication proposée par Williams s'appliquerait *peut-être* à certains cas particuliers ; c'est ainsi que dans notre première observation la malade présente un utérus fibreux, petit, incomplètement développé, et a été dysménorrhéique dès sa première menstruation. Mais il en est tout autrement pour la dame qui fait le sujet de notre seconde observation ainsi que pour une foule de cas analogues cités par Tilt, Scanzoni, Bernutz, etc.

Une opinion qui s'écarte absolument des précédentes a été émise par Gautier au Congrès de Genève de 1877. Pour lui la dysménorrhée membraneuse n'est que de l'ichthyose utérine et il appuie son dire sur une observation qu'il emprunte à Maier de Berlin, observation dans laquelle les lambeaux expulsés variaient comme dimension de 0^m001 à 0^m01 ; et il ajoute un peu plus loin : « On reconnaîtra qu'il existe dans certaines affections des membranes tégumentaires ou muqueuses (dont l'ichthyose est le type le plus caractérisé) des desquammations par grands et petits lambeaux qui peuvent être mis en parallèle avec l'affection utérine qui nous occupe ». On peut invoquer indirectement à l'appui de cette théorie ce fait que la dysménorrhée membraneuse paraît être quelquefois sous la dépendance d'une diathèse ; c'est ainsi que Gautier cite un cas de Bordier où la malade fut guérie par le traitement arsenical. Il invoque de même l'hérédité et cite l'observation des six sœurs dysménorrhéiques du docteur Duplan. Il faut avouer que ce sont là des coïncidences bien exceptionnelles ; il est à remarquer d'ailleurs que dans l'ichthyose la muqueuse est fortement épaissie, même pendant les époques intercalaires, tandis que dans la dysménorrhée l'épaississement est faible et ne tient qu'à l'inflammation concomitante ; de même les lambeaux de l'ichthyose ont également une grande épaisseur, tandis que ceux de la dysménorrhée ne dépassent guère 1 mm. 1/2. Il faut enfin reconnaître avec Bernutz qu'il n'y a aucune analogie entre la desquammation continue de l'ichthyose et l'expulsion par crises périodiques des membranes de dysménorrhée. D'ailleurs la constitution histologique des membranes ne permet pas de s'arrêter à cette hypothèse ; de plus cette théorie néglige l'explication des phénomènes douloureux dans les cas où l'on ne peut invoquer comme cause efficiente de ce dernier symptôme l'atrésie du col.

L'insuffisance de toutes ces théories particulières et l'impossibilité d'arriver par elles à une conception satisfaisante au point de vue de la pathogénie, devait amener les gynécologistes à chercher dans la physiologie une base d'interprétation plus solide.

C'est en considérant les phénomènes morbides comme une perversion ou une exagération des faits physiologiques, que l'on peut espérer arriver un jour à une explication plus rationnelle de l'exfoliation membraneuse de la muqueuse utérine.

Simpson déjà avait entrevu cette voie, lorsqu'il essayait de rattacher la dysménorrhée membraneuse à une « suractivité fonctionnelle de l'utérus ». Siebold, Barnes sont plus explicites en disant que la dysménorrhée membraneuse dépend d'une congestion menstruelle exagérée. L'hyperémie constitue certainement un facteur d'une certaine importance. Pourtant elle n'est pas absolument liée à l'expulsion des membranes dysménorrhéiques. On peut observer la production de ces dernières sans aucun phénomène congestif, et d'autre part l'utérus peut être le siège d'un afflux sanguin très abondant sans qu'il y ait trace d'exfoliation muqueuse.

Dans le même sens, West, Mauriac rattachaient la formation membraneuse au processus physiologique, malheureusement encore peu connu à cette époque, de la menstruation.

Il faut en arriver aux travaux de Haussmann, Hegar, Maier sur la fonction menstruelle à l'état normal, ainsi qu'à des autres publications récentes sur le sujet qui nous occupe pour voir le jour se faire un peu sur la pathogénie de la dysménorrhée membraneuse.

Il est certainement beaucoup plus logique de considérer la production des membranes comme une perversion de la mue périodique de la muqueuse utérine au moment des règles, que de rapporter ce phénomène à des lésions banales auxquelles leur fréquence même doit faire dénier toute influence pathogénique, ou à des processus morbides dont l'existence même est douteuse.

Si la question, une fois entrée dans cette voie, n'a pas progressé plus rapidement, c'est que l'incertitude règne encore sur une série de points essentiels concernant la physiologie de la menstruation.

Pour ce qui a trait à la mue cataméniale en particulier, deux opinions diamétralement opposées se sont fait jour dans ces dernières années :

1° Ruge, Mœricke, de Sinéty prétendent qu'il n'y a aucune desquammation de la muqueuse pendant la menstruation ; celle-ci serait bornée un simple état congestif amenant une hémorrhagie par transsudation, sans rupture bien appréciable des conduits vasculaires.

2° La seconde théorie admet au contraire une desquammation de la muqueuse soit moléculaire, soit par lambeaux plus ou moins volumineux à chaque époque menstruelle. C'est celle qui a rallié le plus grand nombre de suffrages parmi les auteurs contemporains (Williams, Léopold, Wyder, etc.). Voici, par exemple, en quels termes Hensen décrit la succession de phénomènes qui se passent pendant la menstruation :

« La muqueuse commence à s'épaissir une dizaine de jours avant l'apparition des règles et atteint progressivement 5 à 7 mm. au lieu de 2 à 3 qu'elle a ordinairement. Les espaces lymphatiques présentent une dilatation notable ainsi que les glandes, » et plus loin : « Lorsque le gonflement de la muqueuse a atteint son maximum, on voit survenir la congestion menstruelle qui amène des extravasats sanguins de petit volume dans l'épaisseur des tissus ; l'hémorrhagie se fait par les capillaires, par diapédèse ou par rupture, et quand elle est terminée, l'épithélium de revêtement, le col des glandes et la couche superficielle de la muqueuse subissent la dégénérescence graisseuse; se mortifient et sont éliminés. »

Supposons que ce processus augmente d'intensité, la congestion est plus violente, des extravasats sanguins plus abondants siègent dans les couches profondes de la muqueuse ; les parties superficielles, au lieu de s'éliminer peu à peu, molécule à molécule, sont desquammées en bloc et rejetées, grâce aux contractions utérines, sous forme de membranes dans lesquelles, comme nous l'avons vu, nous retrouvons de nombreux foyers hémorrhagiques.

C'est la théorie de l'apoplexie, admise par Hégar, Maier, Eigenbrodt, etc.

Courty explique d'une façon à peu près analogue l'exfoliation pathologique de la muqueuse. « Un excès de l'hyperémie peut suffire pour constituer un obstacle à l'écoulement menstruel et est une cause locale de décollement de la muqueuse par exhalation sous-jacente » Plus loin il ajoute que même cette hyperémie n'est pas nécessaire, et que « quand la fécondation n'a pas lieu, la muqueuse revient à son état normal, toute congestion cesse. Mais que ce travail de retour vienne à manquer, par suite d'une maladie locale ou d'un état général retentissant sur l'utérus, il y aura de grandes chances pour que la muqueuse se desquamme ».

Dans cet ordre d'idées, on considère les modifications menstruelles de la muqueuse comme une sorte de préparation à la réception de l'œuf fécondé; elles constitueraient ainsi le premier pas vers la formation de la caduque. En cas de non fécondation, les choses en resteraient là, et la paroi de la matrice reviendrait peu à peu à l'état de repos, jusqu'à la période suivante. Un épaississement de la muqueuse dépassant la limite normale, des extravasats sanguins interstitiels amenant le décollement de lambeaux plus ou moins étendus, tels seraient les principaux facteurs sous l'influence desquels la dysménorrhée membraneuse viendrait se greffer sur le phénomène physiologique des règles.

Malheureusement, nous manquons encore de données précises, tant sur la structure anatomique de la muqueuse menstruelle à ses différents stades, que sur les rapports de la menstruation avec l'ovulation et la fécondation. Tant que cette lacune dans nos connaissances ne sera pas comblée, nous devrons nous contenter d'une formule très générale, et par cela même assez vague, en disant que la cause de la maladie n'est autre chose qu'une exagération du processus menstruel physiologique, une sorte de *perversion de la mue cataméniale* (Bernutz).

II. — Les difficultés que nous avons trouvées pour interpréter la pathogénie de l'exfoliation membraneuse se retrouvent également dans celles des symptômes concomitants. Ceux-ci se ramènent à deux principaux :

1° L'hémorrhagie. — Elle se comprend assez facilement, et tous les auteurs sont d'accord sur ce point qu'elle est produite par la chute de la muqueuse et l'état congestif de l'utérus. A ce propos, rappelons que dans nos deux observations, à aucune époque menstruelle l'écoulement sanguin n'a précédé l'expulsion de la première membrane. La congestion de l'utérus semblerait ici secondaire, et n'influerait que sur l'abondance du flux, minime dans les utérus fibreux, comme celui de notre première malade, pouvant aller jusqu'à la ménorrhagie dans les utérus gros et habituellement congestionnés ; c'était le cas de notre seconde malade. Mais nous ne pouvons assigner aucune cause déterminée à cette exagération de l'hyperémie périodique du réseau vasculaire utérin.

2 Les douleurs. — Ce sont elles qui représentent le symptôme le plus caractéristique de la crise. La douleur éclate, se propage, puis s'éteint ou persiste avec une intensité variable durant la période des règles, et même parfois dans l'intervalle intermenstruel. Quelle en est la cause? Pourquoi, dans certains cas, comme ceux cités par Bernutz, Maier, y a-t-il expulsion membraneuse sans crise?

A part quelques gynécologistes qui, comme Vedeler, considèrent les accidents douloureux comme d'origine purement nerveuse, la plupart des auteurs accordent une importance plus ou moins considérable à l'obstruction du col et à l'empêchement qui en résulte pour le libre écoulement du flux cataménial.

C'est à dessein que nous n'avons pas insisté précédemment sur l'atrésie du col, car il nous eût fallu nous répéter ici en traitant de la pathogénie de la crise douloureuse.

Pour Marion Sims, Simpson, etc .., et en général tous les partisans de la théorie qui font de l'atrésie du col la cause de la dysménorrhée membraneuse, ce serait cette dernière qui, empêchant le passage des membranes, s'opposerait à l'issue des règles et conséquemment occasionnerait des contractions utérines violentes, destinées à expulser le sang contenu dans l'utérus. Ces contractions expulsives, niées par Coste, seraient pour eux par elles-mêmes peu douloureuses ; mais la souffrance serait exagérée par l'intervention d'un autre facteur, le rétrécissement et l'irritation du canal cervical. Schrœder notamment soutient cette opinion et ajoute même que la douleur n'est pas caractéristique de la dysménorrhée membraneuse, qu'elle est causée surtout par l'obstruction du canal cervical, non seulement parce que ce canal est dans ces cas habituellement rétréci, mais encore parce qu'il est enflammé et que les membranes sont trop volumineuses pour le traverser sans difficulté. Sims, Goodell citent à l'appui de leur théorie des cas de dysménorrhée membraneuse guérie soit par dilatation du col, soit par incision du canal cervical.

Monsieur le professeur Hallez, ayant eu sous les yeux plusieurs cas où l'atrésie du col coïncidait avec la dysménorrhée membraneuse, est partisan de cette théorie, tout au moins pour l'explication pathogénique des phénomènes douloureux.

Parmi les objections faites à la théorie de Sims, nous relèverons surtout les deux suivantes :

1° Il est bien difficile d'admettre que l'atrésie du col puisse causer des contractions désordonnées de l'utérus pendant un temps aussi prolongé. Il s'agit d'une membrane mince, flexible, souple, dont la présence ne semble pas devoir constituer un obstacle suffisant pour amener une pareille révolte de l'utérus. Aussi, comme le fait remarquer Bernutz « cette hypothèse si séduisante au début, en ce qu'elle rendait compte de la coïncidence de la fin de la crise et du rejet du moule utérin, devint-elle bientôt problématique. »

2° Quant aux cas guéris par la dilatation, sans vouloir dénier ici d'une manière absolue toute influence à l'atrésie du col comme cause déterminante, on peut supposer que l'intervention chirurgicale a agi autrement qu'en levant un simple obstacle mécanique par l'élargissement des voies d'expulsion, par exemple en modifiant la vitalité et la sensibilité des parties.

Siredey est revenu lui-même sur la théorie trop exclusive de la production de la douleur par action mécanique, et il divise la crise en deux périodes : l'une correspondant à l'exfoliation de la muqueuse, l'autre à l'expulsion de cette dernière, toutes deux séparées par un intervalle variant de quelques jours à quelques heures. La première crise serait due aux contractions utérines, tandis que la seconde le serait au passage au travers d'un canal rétréci et enflammé du bouchon membraneux. Il sauvegarde ainsi au moins en partie la théorie mécanique.

Bernutz et la plupart des auteurs n'admettent pas cette division, et croient que le maximum des douleurs doit être attribué aux contractions utérines réflexes, résultant de l'irritation produite sur le muscle par la présence du sang dans les couches profondes de la muqueuse.

Bernutz va plus loin et sur la seule présence ou l'absence de foyers hémorrhagiques dans les lambeaux expulsés, il prétend qu'on peut distinguer les cas douloureux de ceux qui ne le sont pas. Il admet deux formes de desquammation pathologique de la muqueuse : l'une par fragments peu étendus, non douloureuse, sans apoplexie interstitielle, l'autre par moules entiers ou grands lambeaux, douloureuse et présentant des traces d'apoplexie. Il explique ainsi la simultanéité de la douleur et de la présence de foyers sanguins. Par la décortication profonde de la muqueuse (au niveau des couches qui sont le siège des hémorrhagies) et l'irritation se propageant au muscle utérin, l'apoplexie amène des contractions désordonnées de l'utérus ; celles-ci, malgré leur intensité, restent plus ou moins inefficaces par suite du défaut de dilatation régulière du col, qui fait croire à un rétrécissement temporaire.

Lorsque, au contraire, l'apoplexie manque, la desquammation reste superficielle et n'amène pas les mêmes troubles ; le col se dilate régulièrement laissant ainsi l'expulsion membraneuse se faire sans crise douloureuse.

Cette hypothèse de Bernutz n'est appuyée encore que sur trois faits observés par lui ; si elle était vérifiée dans la généralité des cas, on comprendrait facilement, comme il le dit lui-même, comment l'action d'un état inflammatoire survenant chez des malades atteintes d'une exfoliation non douloureuse, pourrait transformer l'affection en dysménorrhée membraneuse vraie.

L'endométrite, ou tout autre affection utérine, entraînant un trouble circulatoire persistant, pourrait ici être invoquée comme cause déterminante, surtout chez des sujets ordinairement débilités, ainsi que le montrent diverses statistiques.

C'est ainsi que la scrofule, le lymphatisme, l'arthritisme, le nevrosisme ont été signalés comme causes prédisposantes, et non à tort, puisque sur les 20 cas relatés par Huchard et Labadie, 13 fois on a constaté l'une ou l'autre de ces perturbations de l'état général ; il en est de même pour 13 des 14 malades de Williams, pour 4 des 6 de Bernutz, etc.

L'hérédité semble avoir aussi une influence indéniable chez certains sujets ; nous pouvons citer à l'appui de ce dire, une observation du Dr Duplan, rapportée par Siredey, où six sœurs eurent de la dysménorrhée membraneuse dès leur première menstruation. Siredey soignait lui-même deux sœurs atteintes de cette affection.

La dysménorrhée apparaît souvent dès la première menstruation, notre première observation en est un exemple ; mais elle peut aussi survenir après un accouchement, au début du mariage, à la suite d'excès vénériens. Sa plus grande fréquence est de 20 à 30 ans Le coït semblerait avoir une certaine influence sur cette affection ; Tyler Smith rapporte un cas intéressant à cet égard : une femme fut atteinte de dysménorrhée dès les premiers rapports sexuels ; devenue veuve, elle guérit, puis se remaria et dès lors vit réapparaître son mal.

Citons encore un cas rapporté par Huchard et Labadie où la maladie était manifestement d'origine blennorrhagique, ainsi qu'une observation de Wyder où la dysménorrhée semblait avoir été causée par une endométrite syphilitique.

Rencontrée dans tous les pays, elle paraît plus fréquente en Amérique, où, si l'on en croit Dewees, ce médecin aurait traité « plus de cent femmes atteintes de dysménorrhée membraneuse, au moyen de la teinture de gaïac. »

La dysménorrhée membraneuse est du reste une affection plus commune qu'on ne le croit généralement, car bien souvent, comme le fait remarquer Gallard, l'expulsion de la membrane a lieu par lambeaux sans que la malade s'en aperçoive, lambeaux qu'on pourrait retrouver « si l'on avait la pensée de les rechercher dans le sang menstruel avec tout le soin nécessaire. »

TRAITEMENT

En abordant la thérapeutique de la dysménorrhée membraneuse, affection dont la pathogénie, comme nous l'avons vu plus haut, n'est pas encore définie, il ne faut pas se dissimuler les difficultés que l'on peut rencontrer, et même l'impossibilité où l'on se trouve d'établir un traitement unique, en raison des variations d'origine de la maladie.

Le traitement sera donc différent suivant les cas ; il diffère même suivant le moment de son application ; au moment de la période menstruelle, la thérapeutique aura principalement pour but de combattre les symptômes de la crise dysménorrhéique, et surtout les phénomènes douloureux qui caractérisent l'affection Pendant les époques intermenstruelles, la médication employée portera surtout sur la lésion primordiale, tendra à s'opposer au retour des accidents, ce sera un traitement curatif; ce dernier pourra varier du tout au tout car il aura pour objectif la guérison d'affections essentiellement distinctes, comme le fait avec juste raison remarquer André Petit, affections « dont la dysménorrhée est le symptôme. »

Comme première indication, nous devons nous efforcer de rendre la crise dysménorrhéique la moins pénible et la moins douloureuse possible aux malades et notre rôle consistera à calmer et à soulager la patiente.

Pour arriver à ce résultat nous avons un agent thérapeutique précieux : la morphine et en général les préparations opiacées.

La voie d'introduction par l'estomac est trop lente, et à cause des vomissements incoercibles dont sont souvent atteintes les malades, ne peut être suivie d'effets certains. On devra donner la préférence à l'injection sous-cutanée et aux applications topiques. La morphine par voie hypodermique donne des effets rapides, presque immédiats, surtout si elle est associée à l'atropine puisque ce dernier corps modère la contraction des fibres musculaires lisses, et arrête ainsi les contractions de l'utérus qui jouent certainement un rôle actif dans la douleur de la crise dysménorrhéique. Ces médicaments devront être donnés à dose très faible pour qu'on puisse sans intoxication en répéter l'emploi pendant toute la durée des douleurs.

Nous ne parlons qu'accessoirement du chloroforme qui, dans ces cas, ne peut guère être employé par suite de son action narcotique peu prolongée. Il n'en est pas de même du chloral soit seul en lavement à la dose de 2 ou 3 gr., soit en potion associé au bromure de potassium, qui donne des résultats satisfaisants.

L'ergotine à la dose de 0,20 plusieurs fois répétée suffit entre les mains de Skène à calmer dans un cas une crise des plus violentes.

En employant l'un ou l'autre de ces médicaments suivant le cas et le degré d'efficacité qu'il comporte, il faut recommander l'usage des boissons chaudes, de tisanes diaphorétiques, etc.

Comme médication externe, l'emploi d'injections chaudes, d'applications chaudes sur le ventre, de cataplasmes laudanisés sur l'hypogastre et les lombes, a de même une heureuse influence. L'application de suppositoires ou les frictions avec des pommades à base de belladone donnent de même d'excellents résultats. L'électricité, proposée par quelques auteurs, n'a qu'une action douteuse.

Il nous reste à parler des antiphlogistiques ; ceux-ci soit sous forme de ventouses scarifiées sur le ventre, de vésicatoires aux joints douloureux, de stimulants, en un mot de révulsifs ont une action double, car outre qu'ils sont employés ici en vue d'une médication palliative, ils ont encore une action au point de vue du traitement curatif, en agissant sur l'utérus et les organes génitaux ; ces parties sont, en effet, comme nous l'avons dit plus haut, souvent le siège d'une inflammation plus ou moins intense. L'application de sangsues sur le col donne des résultats vraiment surprenants chez certains malades, et a fait cesser brusquement, à plusieurs reprises, tous les phénomènes douloureux.

Il faudra de même faciliter l'expulsion membraneuse qui peut se faire avec beaucoup de difficultés, vu l'atrésie du col souvent coexistante avec la dysménorrhée membraneuse.

Le principe de la médication sera donc, d'une part, d'ouvrir aux sécrétions une voie d'élimination large et facile, en même temps d'agir, d'autre part, sur la vitalité de la muqueuse et la modifier dans toute son étendue.

Conformément à ces deux indications nous aurons donc à étudier :

1° Dilatation.

2° Traitement local.

Nous ne nous appesantirons pas sur les différents procédés de dilatation, soit rapide, soit lente. Avec le catéthérisme, nous entrons dans le traitement à proprement parler de la dysménorrhée membraneuse. Dans certains cas, comme dans celui cité par André Petit (où tous les accidents cessèrent et ne se renouvelèrent jamais dès la quatrième séance de cathétérisme), l'atrésie du canal disparaît et avec elle l'expulsion douloureuse dès les premières manœuvres opératoires. Il n'en est malheureusement pas toujours ainsi, témoin notre première malade, malgré des séances nombreuses, répétées pendant de longs mois.

La dilatation graduelle met souvent à bout la patience des malades ; aussi celles-ci réclament-elles souvent la dilatation forcée. Laissant de côté le procédé de dilatation par les dilatateurs métalliques, procédé qui n'est pas exempt de danger, nous dirons quelques mots de la dilatation au moyen d'éponges préparées. M. Doleris, dans une communication récente, donne un manuel opératoire qui semble mettre à l'abri des accidents infectieux : après antisepsie vaginale de quelques jours, il introduit dans le canal une éponge préparée, préalablement trempée dans de l'éther iodoformé ; cette éponge est changée toutes les 24 heures, et au bout de cinq à six jours la dilatation du canal est suffisante pour permettre au chirurgien d'opérer immédiatement le raclage de la muqueuse utérine. Le curage de l'utérus, qu'on expérimente actuellement, semble dans certains cas avoir pleinement réussi.

Les déviations utérines seront guéries par le cathétérisme, l'application de pessaires, etc...

L'évidement conoïde du col, dans les mains de Sims, Simpson, Barnett, dans des cas d'atrésie de l'orifice interne, a donné d'heureux résultats.

Nous ne parlons qu'accessoirement des procédés de guérison de l'endométrite qui accompagne si souvent la dysménorrhée membraneuse. Les injections astringentes proposées par Charpignon, Henning, les cautérisations au nitrate d'argent, proposées par Till, Siredey, celles du col essayées par Puech, ont entre les mains de ces différents médecins, soit en agissant directement, soit plutôt en changeant la vitalité de l'organe femelle, donné quelques succès assez encourageants. Purdy, dans ces derniers temps, s'est bien trouvé, dans un cas de l'emploi du viburnum opalin à l'état de teinture alcoolique, qui, d'après lui, administré sous forme de potion huit jours auparavant, aurait un effet préventif pour calmer les douleurs.

L'électricité sous forme de courants continus a, dans certains cas, donné de très bons effets. Williams introduisait dans le canal cervical de ses malades une tige galvanique qu'il laissait en place pendant plusieurs mois ; ce procédé, outre les dangers auxquels il expose les malades, n'a donné aucun résultat positif.

A ces médications locales si variées, il faut encore joindre un traitement général. Certains auteurs, entre autres Bernutz, insistent sur ce point, que souvent la dysménorrhée membraneuse procède d'un état général mauvais. L'arsenic, le fer, l'huile de foie de morue devront être employés suivant les cas, et c'est ainsi que Bordier cite une observation qui a trait à une malade atteinte de dysménorrhée membraneuse et qui fut guérie par un traitement arsenical longtemps prolongé. Dans d'autres cas, des saisons souvent répétées à Salins, Plombières, Neris, Kreuznach, etc., ont donné de bons résultats.

A la fin de ce court exposé thérapeutique, où nous avons rapporté les différents procédés de médication connus jusqu'à ce jour, nous ajouterons que, à côté de ces cas suivis de guérison, que nous avons relatés plus haut, il en est d'autres infiniment plus nombreux, et nos deux malades en sont deux exemples, où l'affection dysménorrhéique n'a cédé à aucun traitement.

La persistance des douleurs, leur exacerbation au moment de la crise menstruelle, rendent la vie tellement insupportable aux malades, qu'elles se soumettent à un dernier traitement : l'ovariotomie double, soit pratiquée par le vagin, soit par la paroi abdominale, a jusqu'ici donné des résultats assez satisfaisants pour qu'on puisse y songer et y recourir dans des cas absolument rebelles.

CONCLUSIONS

Nous résumerons, en terminant, les conclusions auxquelles nous mène le présent travail :

1° La membrane dysménorrhéique est la muqueuse utérine exfoliée ; elle peut présenter les lésions de l'endométrite. Malgré des analogies de structure indéniables, l'examen histologique permet généralement de différencier les membranes dysménorrhéiques de la caduque expulsée dans l'avortement.

2° La dysménorrhée membraneuse ne dépend pas directement d'une autre affection de l'organe génital. Elle est l'exagération d'un processus physiologique et sa pathogénie paraît varier notablement suivant les cas.

3° La stérilité est la conséquence habituelle de la maladie, surtout quand celle-ci s'établit dès les premières menstruations (utérus frappé d'un arrêt de développement).

4° Le traitement purement médical semble avoir peu d'effet. Il ne peut en général que s'adresser, et encore d'une façon imparfaite, aux affections concomitantes, sans avoir la prétention d'attaquer le mal dans sa racine.

5° Le traitement chirurgical compte à son actif quelques succès, mais il n'est pas encore possible actuellement de formuler un jugement général au sujet de son efficacité.

INDEX BIBLIOGRAPHIQUE

MORGAGNI. — 48e lettre. — *De Sedibus et causis morborum.* 1724.
RIOLAN. — Liv. II, ch. 30. — *Obs. de Soranus et d'Aretée.*
DENMAN. — *An Introduction to the Practice of Midvifery.* 1794.
CHAUSSIER. — *Lettre-traduction de Rigby et Deman*, par Mme Boivin.
BOIVIN et DUGÈS. — *Mal. de l'utérus.*
OLDHAM. — *Membranous Dysmenorrhœa* (London Med. Gaz., New Series V). 1846.
SIMPSON. — *On the nature of the membrane occasionnally expelled in dysmenorrhœa* (Edimburgh Monthly Journ. of med. Sciences). 1846.
ASWELL. — *Practical treatise on the disease peculiar to women*, 2 éd.
FOLLIN. — *Bull. Soc. Biologie.* 1849.
LABOULBÈNE. — *Comptes rendus de la Soc. de Biologie.* 1850.
LEBERT. — *Société de Biologie.* 1850.
SEMELAIGNE. — *Thèse de Paris.* 1851.
CHARPIGNON. — *Gazette des Hôpitaux.* 1854.
FAURE. — *Gazette des Hôpitaux.* 1854.
TYLER-SMITH. — *The Lancet.* 1855.
FARRE. — *Archiv. of Medic.* 1858-59.
ARAN. — *Mal. utérus et annexes.* 1858.
TINEL. — *Thèse de Paris.* 1858.
ROBIN. — *Gaz. méd. de Paris.* 1858.
TILT. — *Archiv. of med.* 1861.
HÉGAR. — *Monatschrift für Geburtsh.* T. XXII. 1863.
BOURGAREL. — *Un. méd. Provence.* 1864.
KLOB. — *Pathol. Anat. der weibl. Sex. Wien* 1864.
DAVAINNE. — *Société de Biologie.* 1865.

DELORE. — *Journ. de méd. de Lyon.* 1868.
RACIBORSKI. — *Traité de la menstruation.* 1868.
BOUCHACOURT. — *Journ. de méd. de Lyon.* 1868.
TROQUE. — *Thèse de Paris.* 1869.
MANDL. — *Wien. Press.* 1869.
SIREDEY. — *Dict. encyclop.* 1870.
HUCHARD et LABADIE-LAGRAVE. — *Arch. gén. de méd.* 1870-72.
TAULIER. — *Thèse de Paris.* 1871.
COURTY. — *Mal. de l'utérus.* 1872.
GUNEROW. — *Ueber Menst. und Dysm. Volkmanns Sammlung.* 1874.
BARNES. — *Tr. clinique des mal. des femmes.* 1876.
PUECH. — *Ann. de Gynécologie.* 1876
WYDER. — *Archiv für Gynœkologie.* B. XIII.
G. et F. HOGGAN. — *Zur Pathologie und Therap. der Dysm. membr.* (Archiv. für Gynœkologie, B. X 2 Heft.)
SAULMANN. — *Berlin. Klin. Wochens.* 1876.
MONTROSE-PALLEN. — *Résumé sur l'incision et la division du col pour la dysménorrhée et la stérilité* (American Journ. of Obst.). 1876.
BEIGEL. — *Archiv für Gynœk.* Bd 9, Heft I.
SAVIOTTI. — *Beitrage zur Kenntniss der Decidua menstrualis.— Beitraege zur Geburts. und Gynœk. von Scanzoni.*
GAUTIER. — *Congrès de Genève.* 1877. — *Ann. de Gynécol.* 1877.
HEGAR-MAIER. — *Beitraege zur Pathologie der Eies* (Arch. f. Path., Bd LII).
FINKEL. — *Archiv. für Pathol. Anat.*, Bd LXIII.
SUSSDORF. — *Eine neue Behandlung der Dysm.* 1877.
BORDIER. — *Gaz. hebdomadaire.* 1877.
N. S. DAVIS. — *De la pathologie et du traitement de certains cas de dysménorrhée* Amer. Practit. 1877.
LÉOPOLD. — *Archiv für Gynœk.* Bd XI. 1877.
HAUSSMANN. — *Berlin B. z. Geb. und Gynœk.* Bd I.
NEFTEL. — *A Contribution to the Theory of Dysm.* (Amer. Supp. to the Obst. Journ.). 1877.
GREENHALGH. — *Traitement de la dysm. par une nouvelle forme de sonde intra-utérine.* The Lancet. nov. 1877.
WILSON. — *Tr. radical de la dysm. et de la stérilité par dilatation rapide du canal cervical* (Trans. of the Amer. gyn. Soc.). 1877.
SIMPSON. — *Edinburgh med. Journ.* 1877.

COHNSTEIN. — *Ueber Vaginitis exfoliativa und Dysm. membr.* (Archiv für Gynæk., Bd XVII, Heft. I). 1877.
WILLIAMS. — *Transactions of the Obstetrical Society of London*, vol. XIX. 1878.
CORY. — *Ann. de gynécologie*. 1878.
BERNUTZ. — *Archives de Tocologie*. 1879.
LABOULBENE. — *Tr. d'anatomie pathologique*, p. 836. 1879
A. PETIT. — *Dict. des Sciences méd. (art. Dysménorrhée).*
ATTHILL. — *Traité des maladies des femmes.*
SPENCER-WELS. — *Trans. of the Amer. gyn. Soc.* 1879.
MARTIN. — *Berlin. Klin. Wochens.* 1879.
JAMES LATTEY. — *The Lancet.* 17 janv. 1879.
DUNCAN. — *Et. clinique de la dysm. spasmodique* (Med. Times and Gazette). 1877.
PAJOT. — *De l'étroitesse des orifices utérins et ses rapports avec la dysm. et la stérilité* (Ann. de Gynécologie). 1880.
BARNETT. — *Arch. de Tocologie.* 1881.
PAGGI. — *Contr. à l'étude de la dysm. membr.* (Arch. de Tocologie). 1881.
PURDY. — *On the use of viburnum opulus in dysm. and uterine pain* (New-York med. Journ.). 1882.
LUTAUD. — *Communication à la Soc. de médecine de Paris.* Juillet 1882.
GALLARD. — *Troubles de la menstruation.* 1882.
MAYRHOFER. — *Pitha und Billroth, Chirurgie*, Bd IV, 2 Liefg. 1882.
VEDELER. — *Archiv für Gynæk.*, t. XX. 1883.
BOURNONVILLE. — *De la dysménorrhée membraneuse et de son traitement* (Journ. acc., 15 sept. 1883).
WYNN. — *Dysmenorrheal membrane* (Trans. of the Soc. of obst. London, 1883.)
DE SINETY. — *Des rapports qui existent entre la dysm. membr. et la menstruation normale* (Ann. de gynécologie). 1883.
SCHRŒDER. — *Krankeiten der weiblichen Geschlechtsorgane*, Bd X, 1884.
BURTON. — (British med. Journ., t. II. 1884.) *So called obstruct. Dysmenorrhœa.*
PREUSCHEN. — *Dysmenorrhœa membranacea. Med. Verein f. Greifswald.* Ref. in der deutschen med. Wochens. 1884.
SKÈNE. — *Dysm. membr.* (New-York med. Journ.). 1884.
LUMPE. — *Centralblat. f. Gynæk.*, août 1885.
SKÈNE. — *Dysm.* (Amer. med. News). 1885.

ODEBRECHT. — *Demonstrat. ueber. decidua menstrualis* (Berlin. Geburtsh. Gesellsch.). 1885.
JOHN FORREST. — *De l'emploi de la cocaïne dans la dysm. membr.* Med. News. 1885.
KLEINWACHTER. — *Ueber Dysmenorrhœa membranacea.* Wien. Klinik. II, Heft. 8.
PACKER. — *A case of Endometritis exfoliativa.* (Philadelphia med. Times). 1885.
SOLOWIEF. — *Ann. de gynécologie.* 1885.
LABUSQUIÈRE. — *Annales de gynécologie.* 1886.
HERRMANN et TOURNEUX. — *Dict. des sciences méd.* (art. Utérus).

Bon à imprimer :

LE PRÉSIDENT DE LA THÈSE,

G. HERRMANN.

Vu :

LE DOYEN DE LA FACULTÉ,

F. WANNEBROUCQ.

Vu et permis d'imprimer :

A Douai, le 24 Mai 1887.

LE RECTEUR DE L'ACADÉMIE,

D. NOLEN.

Lille. - Imp. Lefebvre-Ducrocq

EXPLICATION DE LA PLANCHE

Fig. 1 et 2 — gr. 50/1 et 200/1. — Coupe d'une membrane dysménorrhéique.

e. — Epithelium.

gl. — Glandes.

ch. — Chorion de la muqueuse.

v. — Vaisseaux.

h. — Hémorrhagies interstitielles.

Fig. 3 — gr. 200/1. — Coupe d'une caduque au 2e mois

s. — Surface privée de son epithelium.

v. — Vaisseaux.

c. — Cellules de la caduque.

t. — Substance fondamentale du chorion.

FIG. 1.

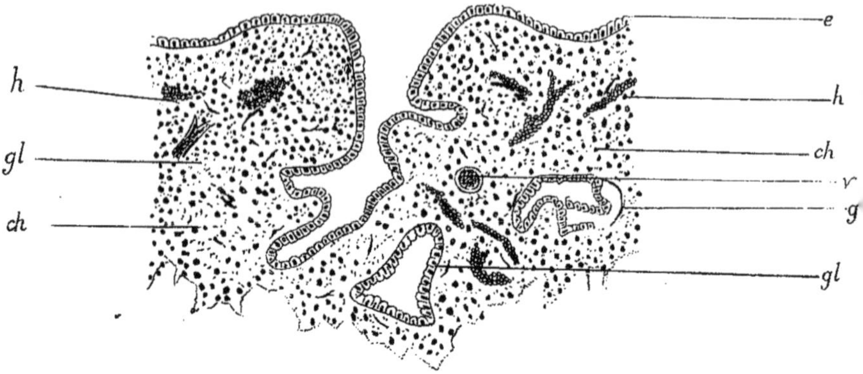

h
gl
ch
e
h
ch
v
g
gl

FIG. 2.

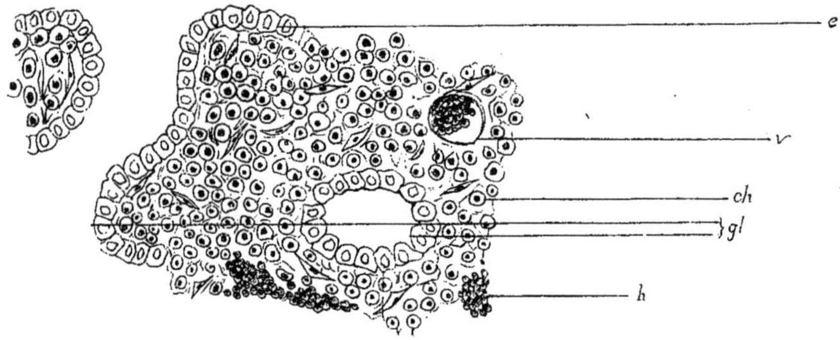

e
v
ch
gl
h

FIG. 3.

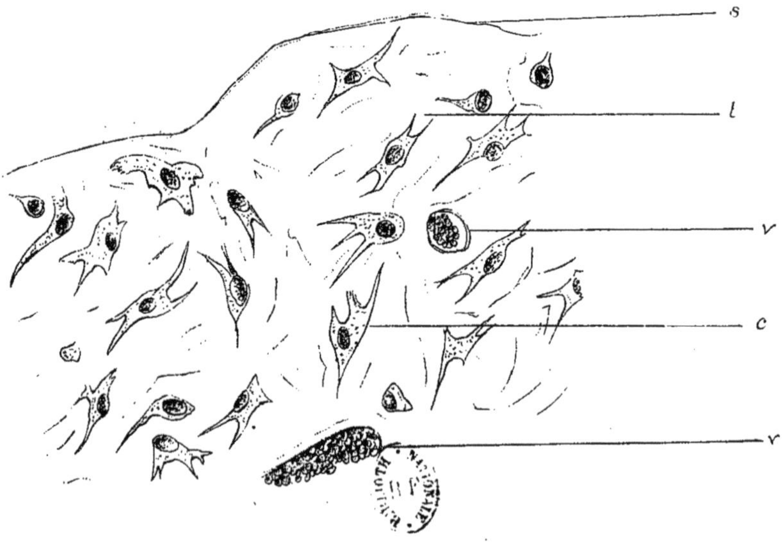

s
t
v
c
v

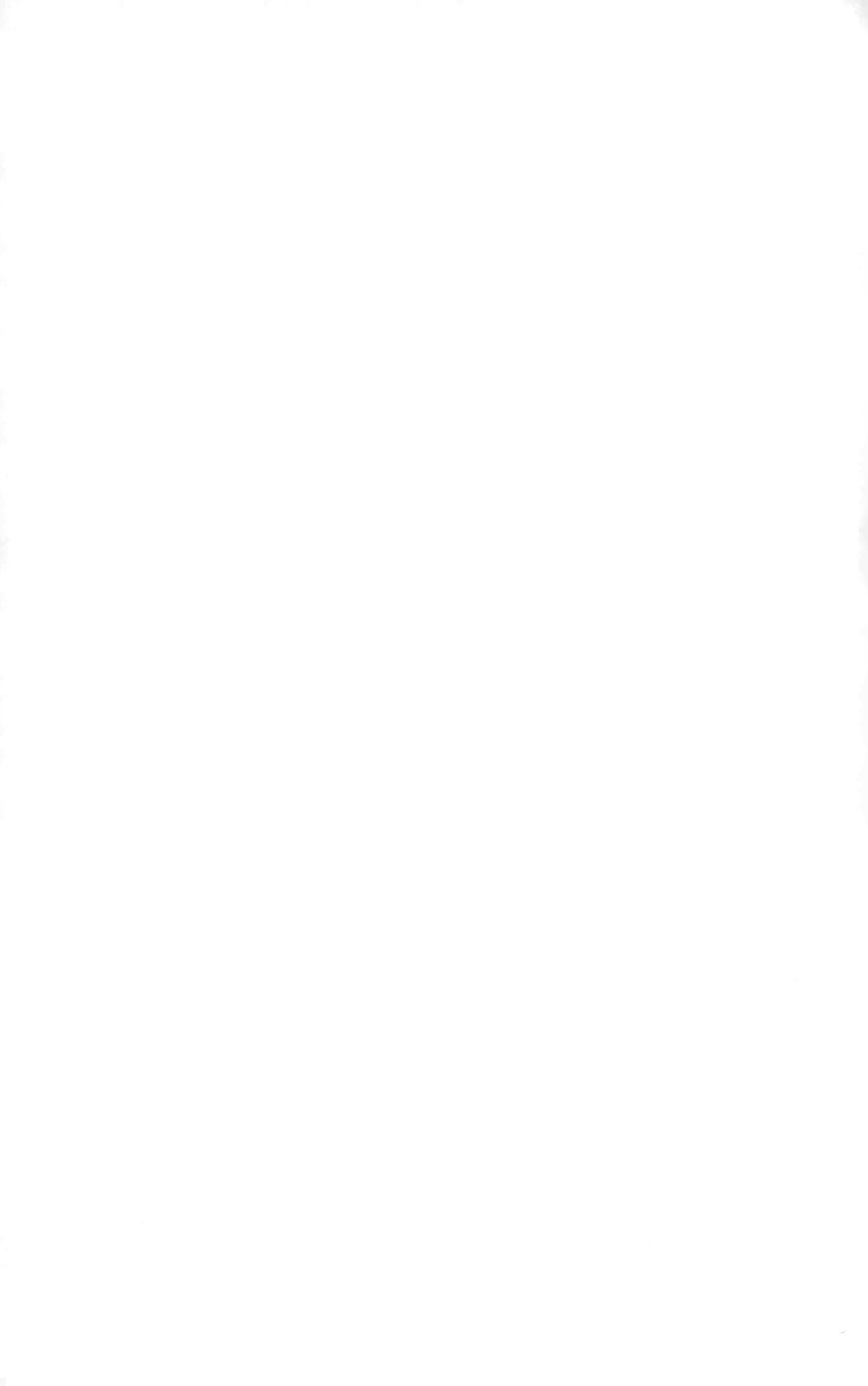

www.ingramcontent.com/pod-product-compliance
Ingram Content Group UK Ltd.
Pitfield, Milton Keynes, MK11 3LW, UK
UKHW020350250726
13967UKWH00005B/2202

9 782012 871014